ESSAI

SUR LES

MOYENS DE RECONNAITRE L'EXISTENCE

DE

LA MALADIE VÉNÉRIENNE,

AVANT SON DÉVELOPPEMENT;

ET DE LA GUÉRIR EN PEU DE JOURS AVEC LA PLUS
GRANDE FACILITÉ :

NOUVELLE DÉCOUVERTE

PORTANT UN ÉGAL INTÉRÊT AUX HOMMES DE L'ART
ET AU PUBLIC.

PAR FRANÇOIS ROMERO,

Docteur en Médecine de l'Université de Huesca, en Aragon,
licencié en chirurgie du collége de Barcelone, Bachelier en
théologie, ancien Professeur de l'Université de Huesca, Di-
recteur des eaux minérales de Alhama, Médecin des Armées
de S. M. Catholique, associé de l'Académie de Médecine de
Barcelone, et membre correspondant de la Société de l'École
de Médecine de Paris.

Principium dimidium operis.

PARIS,

CHEZ L'AUTEUR, RUE DE L'ÉCOLE DE MÉDECINE, N° 24.
On trouve à la même adresse un autre ouvrage de cet Auteur,
sur l'HYDROTHORAX et l'HYDROPÉRICARDE.
AOUT 1815.

Doué de cette force d'imagination qui s'irrite par les obstacles, et ne peut supporter le doute, je me suis principalement appliqué, dans le commencement de ma pratique, à l'étude de ces maladies qu'il est aussi rare que difficile de guérir. C'est ainsi que je me suis tour à tour occupé de la fièvre jaune et de l'hydropéricarde. Je viens de présenter à la Société de l'École de Médecine de Paris, un mémoire contenant un moyen certain de connaître et de guérir cette dernière maladie, contre laquelle les secours de la Médecine avaient été impuissans jusqu'à ce jour.

Principiis obsta........ Pénétré de l'importance de ce précepte, que j'entends répéter sans fin comme sans utilité, j'ai depuis long-temps senti l'avantage qu'il y aurait à former un corps de doctrine des prodromes des maladies, des moyens de les faire avorter dans leur origine, de les arrêter dans leur marche. Je publie aujourd'hui ce que j'ai fait à ce sujet, par rapport à la maladie syphilitique. Je livre mon ouvrage à la méditation des savans. Heureux si, à défaut d'autre avantage, je puis au moins attirer leur attention sur un objet aussi neuf qu'intéressant!

La crainte de la critique à laquelle je m'expose en traitant un sujet encore vierge, en a retardé la publication, autant que l'insuffisance de mes moyens. Mais, me suis je dit, Christophe Colomb aurait-t-il découvert l'Amérique, s'il avait été retenu par des craintes pusillanimes? D'ailleurs, tous les obstacles ont cédé devant mon ardent amour pour la science, passion qui m'a tyrannisé toute ma vie, qui m'a porté à faire sur moi-même, au détriment de ma santé, un grand nombre d'expériences, et l'essai de tous les remèdes connus, et qui naguère vient de me forcer à quitter mes pénates, à passer les deux mers au milieu de l'hiver, pour venir ici puiser dans ce vaste foyer de la science, des connaissances que je puisse encore faire tourner au profit de l'humanité.

Je réclame de mes lecteurs l'indulgence à laquelle peut raisonnablement prétendre un auteur qui s'exprime avec peine dans une langue étrangère, et dont on ne saurait exiger ni la pureté de la diction, ni l'élégance des expressions, qu'il admire dans les autres, sans pouvoir les imiter.

ESSAI

SUR LES

MOYENS DE RECONNAITRE L'EXISTENCE

DE

LA MALADIE VÉNÉRIENNE,

AVANT SON DÉVELOPPEMENT.

Parmi les maux sans nombre qui affligent le genre humain et lui font réclamer à grands cris les secours de la médecine, la fièvre jaune et la *syphilis* ou maladie vénérienne tiennent à juste titre le premier rang : la première, exerçant ses ravages avec une rapidité effrayante, plonge des familles entières dans le deuil ; la seconde, comme une peste occulte de la société, pour me servir de l'expression de Storck, mine sourdement et entraîne insensiblement à la mort les hommes imprudens qui en sont atteints, après les avoir consumés par les douleurs et les chagrins les plus cuisans.

Je me propose pour le moment de traiter des symptômes précurseurs de la syphilis ou maladie vénérienne avant qu'aucun signe extérieur visible n'ait apparu chez l'homme qui s'est exposé à l'infection. Je me réserve de traiter, dans un autre temps, de la fièvre jaune, telle que je l'ai observée en 1804, en Andalousie, sur les soldats des régimens espagnols, dans l'hôpital militaire provisoire du service duquel j'étais chargé. J'y donnai mes soins à plus de soixante-dix militaires attaqués de cette fièvre : je n'en perdis aucun, ainsi qu'il conste par un certificat authentique qui me fut délivré dans ce temps. Durant leur convalescence, je gagnai moi-même cette fièvre par contagion, malgré que quelques médecins aient voulu assurer qu'elle n'est point contagieuse.

Je ne crois pas nécessaire de décrire ici l'origine et les progrès de la maladie vénérienne en Europe, ni d'exposer les différentes méthodes employées pour la guérir. On peut voir à ce sujet une infinité d'auteurs de toutes les nations qui ont amplement traité de cette matière.

Les diverses formes que prend la maladie vénérienne sont connues de tout le monde. Il serait donc aussi inutile d'en tracer les symptômes et les anomalies ; ce serait augmenter sans nécessité le volume de mon opuscule, et répéter ce que d'autres ont déjà écrit beaucoup mieux que je ne pourrais le faire.

Je fus souvent consulté dans ma pratique par

des hommes qui venaient d'avoir un commerce impur avec des femmes suspectes. Ils me forçaient en quelque sorte, pour les tranquilliser, à leur donner mon avis sur leur état. Je ne pus jamais rien statuer de certain, vu qu'on ne s'était point encore occupé à donner les signes précurseurs certains de cette maladie.

Un homme d'un esprit opiniâtre et d'un tempérament mélancolique, qui avait vécu jusqu'à quarante ans dans la continence, vint un jour me prier, la larme à l'œil, de soigner sa santé, qu'il croyait altérée par un commerce impur avec une femme suspecte. En conséquence, et dans la seule intention de lui être agréable, je commençai à observer attentivement les phénomènes qu'il pouvait présenter. Le quatrième jour, sans que je m'y attendisse, vu que je ne lui avais pas fait des questions suffisantes, et que je n'avais aucune connaissance des symptômes précurseurs, il fut tout à coup atteint d'une gonorrhée avec chaleur, cuisson, difficulté d'uriner, etc., ce qui l'affligea au-delà de toute expression.

Je ne crois pas devoir entrer ici dans la discussion tant de fois agitée, qui a pour but de découvrir si la gonorrhée est de nature différente de celle de la vérole ou maladie vénérienne proprement dite. Cette question est assez discutée dans Selle ; et quoique beaucoup d'auteurs regardent la gonorrhée comme l'un des symptômes les plus graves de la syphilis, je crois être fondé à affirmer, d'après l'expérience, que la gonorrhée simple, pour ainsi dire abandonnée à elle-même, cède, dans l'espace d'un mois, à l'usage abondant de l'eau chargée d'un mucilage; qu'elle n'exige d'autre médicament, et que la plupart des symptômes qui viennent l'aggraver ne sont que l'effet d'une mauvaise méthode de traitement. Je m'étaye avec plaisir de l'opinion du savant M. Dubois, parfaitement conforme à la mienne à cet égard. Le malade dont il s'agit actuellement fut parfaitement guéri en vingt-sept jours par la seconde décoction de mauve, prise pour boisson et en lavement.

Six mois après ce traitement, le même sujet oubliant et ses sermens et les souffrances qu'il venait d'éprouver, et ne pouvant résister au désir de goûter de nouveau les plaisirs de Vénus (telle est la faiblesse humaine), s'exposa à une nouvelle infection, et, plein de confiance dans l'amitié et le savoir de son médecin, il vint le trouver en sortant des bras de l'impure courtisane.

J'examinai cette fois mon homme avec plus de soin. Le sixième jour il se plaignit de colique passagère. Il poussa trois selles liquides, dans lesquelles se trouvèrent trois lombrics vivans. Les jours suivans, sans qu'aucun symptôme vénérien ne se manifestât à l'extérieur, la face commença à perdre de ses couleurs, le corps de son embonpoint, et les yeux de leur éclat. Sur le soir, une légère douleur se fit ressentir aux deux épaules; et un gonflement douloureux parut aux glandes de l'aine gauche. Le membre viril ne présentait ni chancre ni ulcère.

Ce dernier symptôme, joint aux précédens, ne me laissa plus aucun doute sur l'existence de l'infection vénérienne, et je commençai dès-lors le traitement. Je me sers ordinairement des frictions mercurielles, administrées de manière à amener un commencement de salivation, que je modère en faisant prendre chaque soir du camphre et de l'opium. Je donne pour tisane la décoction de salsepareille, et j'intercale quelque purgatif. J'ai obtenu les plus heureux effets de cette méthode, dans ma vaste pratique. Elle m'a toujours réussi, excepté dans le cas où la maladie existait dans la tête ; circonstance qui exige d'autres moyens. Mon malade s'étant refusé à ce genre de traitement, dans la vue de cacher plus aisément sa turpitude à sa famille, j'eus recours au sublimé corrosif, selon la méthode de Plenck. J'avais toujours rejeté ce dangereux médicament de ma pratique, pour en avoir vu plusieurs fois les funestes effets, que je trouve avoir été aussi reconnus à Paris. (*Mémoires de l'Académie royale de Chirurgie*, vol. 4, an 1768.)

J'ordonnai en même temps, et avec les précautions convenables, les bains de vapeurs d'eaux minérales sulfureuses. Je prescrivis pour boisson la décoction de salsepareille ; je donnai tous les soirs une pilule contenant un grain et demi d'opium, et quatre grains de camphre ; et je purgeai

trois fois le malade dans le cours du traitement.
Par le concours de ces divers moyens, le malade
fut parfaitement guéri au bout de quinze jours.
Un laps de trois ans a suffisamment prouvé depuis lors, que la cure avait été complète et radi-
cale. Au reste, on peut d'autant moins douter
qu'il n'y eût infection vénérienne, que la femme
avec laquelle le malade avait eu commerce, avait
elle-même un écoulement abondant, deux chan-
cres et un bubon, ainsi que je m'en suis assuré.
Je ne doute point que les eaux minérales artificielles,
que la nouvelle chimie produit avec autant de
perfection que de facilité, ne puissent remplacer
avec avantage les eaux minérales naturelles, lors-
qu'il y a impossibilité de se procurer ces der-
nières.

Cette double observation me donna l'idée de
chercher à découvrir et constater si les mêmes
symptômes se rencontraient chez tous les hommes, après un coït impur, et avant que la syphilis ne se manifeste par des signes extérieurs. Je
questionnai plusieurs individus qui avaient éprou-
vé des maladies vénériennes: désespéré de ne pouvoir rien en apprendre de positif, je me décidai à
en faire l'expérience sur moi-même, au moyen de
l'inoculation.

Je pris une certaine quantité de virus syphilitique sur un ulcère qu'une femme portait à la
vulve depuis plusieurs mois: je m'en frictionnai la
partie supérieure et interne de la cuisse gauche,

sur le trajet des vaisseaux lymphatiques. Le sixième
jour, après avoir fait cinq lieues à cheval, je fus
pris de douleurs dans les intestins grêles, avec
diarrhée et ténesme, et je rendis par les selles
quatre vers vivans. La décoction de camomille et
un bouillon de perdrix firent disparaître les coli-
ques. Les jours suivans, ma figure se décolora, je
commençai à perdre de mon embonpoint ; et m'é-
tant exposé à la fraîcheur de la nuit, j'éprouvai
des douleurs dans les épaules, une pesanteur de
tête durant le brouillard, et des érections fréquentes. Je me sentis le corps fatigué au moindre mouvement, avec une grande disposition à
la sueur, précédée d'une légère horripilation.
Le treizième jour, je m'aperçus d'un léger gonflement de deux glandes à l'aine du côté où
j'avais pratiqué l'inoculation.

Mon but se trouvait rempli ; l'infection vénérienne était certaine, les symptômes que j'attendais
s'étaient régulièrement reproduits. Craignant de
pousser trop loin un genre de plaisanterie qui pouvait m'être funeste, je me soumis, pour plus grande
facilité, au traitement par le sublimé corrosif, selon
la méthode que je viens d'indiquer. Le vingtième
jour, tous les symptômes disparurent, à l'exception
d'une douleur à la mamelle droite, qui ne céda
qu'à l'application du cautère actuel, et dont la
cicatrice, que je porte glorieusement comme une
preuve de mon zèle et de mon amour pour les progrès de la science, ne s'effacera de ma vie. La

même série de symptômes s'est également déve-
loppée chez mon fils, à peine âgé de sept ans,
que je soumis aussi à l'inoculation vénérienne.
Je l'ai retrouvée depuis chez plusieurs individus.
Je me dispense de rapporter ici les histoires particulières de leur infection, de signes qui ont pré-
cédé chez eux le développement de la maladie,
lorsque je ne l'ai point arrêtée dans son commencement ; ce ne serait qu'une répétition oiseuse de
ce que je viens de dire.

Jusque-là ma tâche n'était guère remplie qu'à
moitié : il me restait encore à m'assurer si la gonorrhée s'annonçait aussi par des symptômes précurseurs, certains et réguliers, et si son traitement présenterait, avant son développement com-
plet, des chances plus favorables. Ne voulant point
m'en rapporter entièrement aux relations d'autrui,
je m'inoculai encore cette maladie. J'introduisis
dans la fosse naviculaire une goutte de l'écoulement verdâtre d'une gonorrhée bien constatée. Le
lendemain à minuit je commençai à ressentir le
long du canal de l'urètre une légère titilation passagère, qui suivait, comme en serpentant, ce canal
de l'extérieur à l'intérieur. Les érections furent
aussi fréquentes que douloureuses, et je ressentis
quelque chaleur dans l'urètre. Le quatrième jour
l'urine du premier jet fut mêlée de mucosités et de
stries sanguinolentes. Celles-ci disparurent, et
l'écoulement muqueux continua d'être abondant
avec ardeur. Je me mis aussitôt à l'usage de l'eau

seconde de mauve en tisane et lavement ; en vingt - quatre jours l'écoulement cessa, et avec lui disparurent tous les symptômes qui l'accompagnaient. Je prendrai occasion de dire ici qu'on doit toujours préférer la seconde décoction de mauve à la première ; celle-ci, loin d'avoir la même vertu que l'autre, va même jusqu'à augmenter l'inflammation extérieure, dans le cas d'ophtalmie sèche.

J'ai répété la même expérience une seconde fois, mais avec cette différence que j'ai employé l'eau de mauve aussitôt après l'inoculation. Dans ce cas je n'ai ressenti que deux fois la titilation du canal de l'urètre ; je n'ai aperçu qu'une petite quantité de mucosité dans les urines du cinquième au sixième jour, sans stries sanguinolentes, et sans le concours d'aucun autre symptôme de gonorrhée. Ce qui me porte à croire que la décoction de mauve peut non seulement guérir la gonorrhée, mais encore la prévenir, l'étouffer dans son origine, si on l'emploie avant le développement de la maladie et aussitôt après l'infection.

J'aurais voulu constater de même les prodromes de la maladie vénérienne chez les femmes. Mais je n'ai pu réunir un assez grand nombre de données particulières. Je suis néanmoins suffisamment fondé à croire, soit par analogie, soit par expérience, que les femmes présentent les mêmes phénomènes que les hommes, avec la différence qu'amènent nécessairement la conformation de leurs organes et leur plus grande susceptibilité. On sait au reste que si les personnes du sexe contractent avec plus de facilité la maladie vénérienne, elles la supportent aussi avec moins de souffrance, qu'elle les affecte moins et les empêche rarement de vaquer à leurs occupations.

Si donc après un coït suspect un individu ressent quelques-uns des symptômes que j'ai précédemment énumérés, il peut dès-lors être certain que l'infection vénérienne existe, et qu'elle ne tardera pas à se manifester par les signes extérieurs qui l'accompagnent ordinairement, et qui viendront bientôt l'aggraver. Il doit alors s'empresser de recourir à un médecin instruit, s'il ne veut éprouver la maladie dans toute sa rigueur. Il évitera par ce moyen un traitement d'autant plus long, plus difficile, que le mal est plus enraciné, plus invétéré.

Le degré d'intensité de l'acrimonie vénérienne, la disposition particulière du sujet, son âge, le climat, le genre de vie, la nature des alimens et des boissons, tout concourt à produire des symptômes précurseurs plus forts ou plus faibles, plus actifs ou plus lents. Mais, quoi qu'il en soit, ils existent et ils se manifestent toujours en plus ou en moins à l'œil observateur. On ne saurait donc être trop attentif à s'examiner après un coït impur, et, à la moindre apparence des signes sus-énoncés, recourir à un médecin sans perdre un temps précieux et irréparable. Ces signes se manifestent ordinairement dans le courant du premier jour, si la maladie doit paraître dans les vingt-quatre heures. Ils paraîtront le troisième, si l'affection doit se manifester le sixième, et ainsi de suite jusqu'au quarantième, qui est, à ce que je crois, le terme au-delà duquel il ne reste plus rien à craindre; malgré l'opinion contraire de quelques médecins qui ont de beaucoup prolongé ce terme.

On sait assez que l'évacuation des vers ne saurait être considérée comme un signe constant, c'est-à-dire, qui se présente toujours, puisque bien souvent il ne s'en trouve point dans le corps humain. Mais ce fait me présente, d'un autre côté, une réflexion qui peut devenir de la plus haute importance. De ce que la syphilis commençante est l'ennemie des vers, puisqu'il est certain, d'après mon expérience, qu'elle les fait évacuer, ne pourrait-on pas tirer l'induction que, dans le cas où le *tænia* a résisté aux moyens connus, où la vie du malade est en danger, on pourrait obtenir une guérison inattendue, par l'inoculation de la maladie vénérienne, dont le degré peut alors être maîtrisé à volonté, et dont le traitement est dans ce cas aussi simple que facile?

Si mes observations, si les justes et rigoureuses conséquences que j'en ai tirées se confirment généralement, je croirai avoir rendu un grand service à l'humanité. La maladie vénérienne attaquée dans son origine, arrêtée dans ses progrès, traitée avec plus de succès, deviendra plus rare

et moins pernicieuse. Des hommes robustes pro-
crééront des enfans sains; ils parviendront plus
sûrement à une vieillesse prolongée, et exempte
de la foule d'infirmités qui sont les suites de cette
maladie hideuse, et des remèdes violens qu'on est
souvent obligé d'employer pour la combattre, dans
le cas où la négligence des malades lui a permis
de jeter de profondes racines; et enfin les armées,
où cette maladie règne le plus fréquemment, se
conserveront, à moins de frais et plus long-temps,
en état de santé et de bonheur.

DE L'IMPRIMERIE DE MADAME VEUVE JEUNEHOMME,
rue Hautefeuille, n⁰ 20.

9 782016 164914